抗结核药物临床试验标准数据集

Standardized Dataset for Clinical Trials of Anti-tuberculosis Drugs

组织编写　首都医科大学附属北京胸科医院
　　　　　中国疾病预防控制中心结核病防治临床中心

主　审　李晓北

主　编　李　亮　高静韬

人民卫生出版社
·北京·

图书在版编目（CIP）数据

抗结核药物临床试验标准数据集 / 首都医科大学附属北京胸科医院, 中国疾病预防控制中心结核病防治临床中心组织编写 . —北京：人民卫生出版社，2023.12

ISBN 978-7-117-35964-1

Ⅰ. ①抗…　Ⅱ. ①首…　②中…　Ⅲ. ①抗结核药 — 药效试验 — 数据集　Ⅳ. ① R978.3

中国国家版本馆 CIP 数据核字（2024）第 009248 号

人卫智网　www.ipmph.com　医学教育、学术、考试、健康，购书智慧智能综合服务平台
人卫官网　www.pmph.com　人卫官方资讯发布平台

抗结核药物临床试验标准数据集
Kangjiehe Yaowu Linchuang Shiyan Biaozhun Shujuji

组织编写：首都医科大学附属北京胸科医院
　　　　　中国疾病预防控制中心结核病防治临床中心
主　　编：李亮　高静韬
出版发行：人民卫生出版社（中继线 010-59780011）
地　　址：北京市朝阳区潘家园南里 19 号
邮　　编：100021
E - mail：pmph @ pmph.com
购书热线：010-59787592　010-59787584　010-65264830

打击盗版举报电话：010-59787491　E-mail：WQ @ pmph.com
质量问题联系电话：010-59787234　E-mail：zhiliang @ pmph.com
数字融合服务电话：4001118166　E-mail：zengzhi @ pmph.com

印　　刷：天津市银博印刷集团有限公司
经　　销：新华书店
开　　本：787 × 1092　1/16　印张：3
字　　数：67 千字
版　　次：2023 年 12 月第 1 版
印　　次：2024 年 2 月第 1 次印刷
标准书号：ISBN 978-7-117-35964-1
定　　价：69.00 元

3

沙 巍　同济大学附属上海市肺科医院

石 莲　沈阳市第十人民医院(沈阳市胸
　　　　科医院)

舒 薇　首都医科大学附属北京胸科医院/
　　　　中国疾病预防控制中心结核病防治
　　　　临床中心

孙 峰　复旦大学附属华山医院

孙 勤　同济大学附属上海市肺科医院

孙玙贤　首都医科大学附属北京胸科医院/
　　　　中国疾病预防控制中心结核病防治
　　　　临床中心

唐佩军　苏州市第五人民医院

王 华　安徽省胸科医院

王海虹　北京市标准化研究院

王晋伟　北京大学第一医院

王玉峰　北京结核病诊疗技术创新联盟

吴桂辉　成都市公共卫生临床医疗中心

吴于青　江西省胸科医院

谢高强　北京大学临床研究所

熊 瑜　山东省公共卫生临床中心

杨伏萍　重庆市公共卫生医疗救治中心

姚 岚　同济大学附属上海市肺科医院

易树华　中国医学科学院血液病医院

俞 悦　中国医学科学院肿瘤医院

占 颖　北京结核病诊疗技术创新联盟

张丽帆　北京协和医院

朱雪泉　首都医科大学附属北京安定医院

致　谢

北京胡桃计算机技术有限公司以下人员对数据集提供的支持(以姓氏汉语拼音为序)
高丽星　刘慧芹　隆 靖　张 毅
北京爱迈迪科技有限公司以下人员对数据集提供的支持(以姓氏汉语拼音为序)
董 强　王尊亮

前　言

　　结核病是影响人类健康的重大传染性疾病,是全球面临的严峻公共卫生问题。据世界卫生组织(World Health Organization, WHO)报告,2021 年全球新发肺结核患者 1 060 万例,结核病已成为仅次于新型冠状病毒感染的第二大致死性传染病,位列全球死因第 13 位。我国每年新发肺结核患者约 80 万例,居全球结核病高负担国家第三位。结核病尤其耐药结核病治疗周期长、联用药物多,不良事件发生率较高,对患者生命安全、生活质量均造成较为严重影响。开展抗结核药物临床试验,筛选、评价及应用安全、有效的抗结核新药及治疗新方案为加速治愈结核病患者带来希望。

　　近年来,随着抗结核新药陆续出现,无论是药物研发企业发起还是研究者发起的抗结核药物临床试验数量均呈现快速增长趋势,这些临床研究从不同维度探索了针对结核病尤其耐药结核病短化、简化、安全和有效的治疗新方案,为制定符合我国国情的适宜方案提供了循证依据。然而,抗结核药物临床试验因筛选检查多、联用药物多、治疗周期长、访视监测点多、访视检测项目多、方案依从难以保障、疗效评估复杂等特殊性,其开展与实施面临着一系列挑战。处于抗结核药物临床试验最前线,承担着最为重要、工作量最大的试验执行工作的结核病临床研究机构面临着实施方众多[包括自身机构内临床研究者、药品管理人员、医技科室人员如检验科人员及影像科人员、护理团队等,及自身机构外申办方、合同研究组织(Contract Research Organization,CRO)、临床试验现场管理组织(Site Management Organization,SMO)等],信息量大、信息节点错综、无统一信息标准等问题,且不同实施方往往更多关注自身流程与标准,互相协调或对接流程未得到充分重视和梳理,或职责未同步加载,导致在整个信息链条上出现"三不管"地带,造成信息孤岛,或出现信息失真的情况。最终,致使整个临床试验执行效率降低、质量不可控、风险系数增高。另外,尽管有卫生行政部门发布的《卫生信息数据元目录》《电子病历基本数据集》及临床数据交换标准协会(Clinical Data Interchange Standards Consortium, CDISC)发布的 CDISC 标准等国内外标准,但其所包含的结核病相关信息较少,亦非针对抗结核药物临床试验。因此,高质量、全面、标准规范的抗结核药物临床试验数据集的制定迫在眉睫,其将为发掘结核专病特点、规范抗结核药物临床试验流程、推动数据共享与整合提供有力保障。

开展标准化医学术语、医学数据模块建设是推进规范化医疗服务、标准化数据管理及数据整合、挖掘和大数据转化应用的重要基础。为满足结核病专病个性化数据配置及不同发起方所开展研究的通用性,本书参考国家电子病历及信息化行业标准,以及近 5 年结核病诊疗相关的国际、国内指南与共识、相关术语规范,特邀大数据、信息化、标准化、数字化及结核病等不同专业领域的权威专家对抗结核药物临床试验数据采集内容的六大模块(试验启动前准备及试验管理相关、一般情况、疾病相关、实验室及物理检查相关、治疗相关、疗效及安全性评估相关)反复进行讨论、细化、优化并达成共识,旨在助力高质量循证证据的衍生、支持结核病治疗决策的制定,为结核病领域专病队列研究、真实世界研究筑基,最终提高患者的治疗转归,全面促进公共卫生健康。本书适用于指导抗结核药物临床试验标准数据的采集、清洗、重构、共享及临床试验数智化平台的开发。

有鉴于此,由首都医科大学附属北京胸科医院(中国疾病预防控制中心结核病防治临床中心)牵头编纂,联合北京结核病诊疗技术创新联盟、中国疾病预防控制中心信息中心、中国疾病预防控制中心结核病预防控制中心、北京市疾病预防控制中心信息中心、北京市标准化研究院、中华医学会结核病学分会临床试验专业委员会、DIA 中国数字健康社区等单位及学术团体的权威专家共同制定、审定。希望本项工作为后续开展的抗结核药物临床试验奠定基础。

由于编者水平有限,并且结核病临床诊疗数据元标准化建设和发展也在不断更新,书中难免存在不足甚至错误之处。请各位同道不吝赐教,以便在今后的修订中加以完善。

李　亮　高静韬

2023 年 7 月

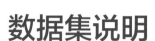

数据集说明

一、《抗结核药物临床试验标准数据集》

  《抗结核药物临床试验标准数据集》参考国家电子病历、信息化行业标准以及最新国内外结核病诊疗技术指南、规范,由首都医科大学附属北京胸科医院(中国疾病预防控制中心结核病防治临床中心)与中华医学会结核病学分会临床试验专业委员会等组织或机构专家共建而成。全数据集共集成六个标准模块,20个一级类别、331个数据元。数据集由模块名称、序号、数据类别、数据元名称、数据元定义、数据类型、值域、单位和参考标准构成。

  数据元名称:每个模块下包含不同的数据类别,不同类别下面包含详细字段,数据元是通过定义、数据类型、值域、单位等属性描述的数据单元。

  数据元定义:表达一个数据元的本质特征并使其区别于所有其他数据元的陈述。

  数据类型:适合数据库采集及储存的数据类型,包括字符型、日期型、数值型等。

  值域:以主要指南和文献为参考标准,并兼顾专家实用性。

  单位:根据约定定义和采用标量定义的数据衡量标准。

  参考标准:主要国际国内术语标准〔如国际疾病分类第十一次修订本(ICD-11)〕、电子病历规范、国际国内疾病权威指南等。

二、数据集更新机制

首都医科大学附属北京胸科医院（中国疾病预防控制中心结核病防治临床中心）定期根据指南标准结合临床试验设计需求与实际数据来源、数据填充率及值域范围进行数据集模块及数据集更新。更新内容包括更新时间、更新版本、修订内容及修订原因。相关标准数据集及更新版本将发布于全国结核病临床试验合作中心（China Tuberculosis Clinical Trial Consortium，CTCTC）专病库。

三、数据集、标准模板使用权限及相关商标

数据集、标准模板使用权限及相关商标归首都医科大学附属北京胸科医院（中国疾病预防控制中心结核病防治临床中心）所有。使用本品需经同意及授权，违者必究。

目　录

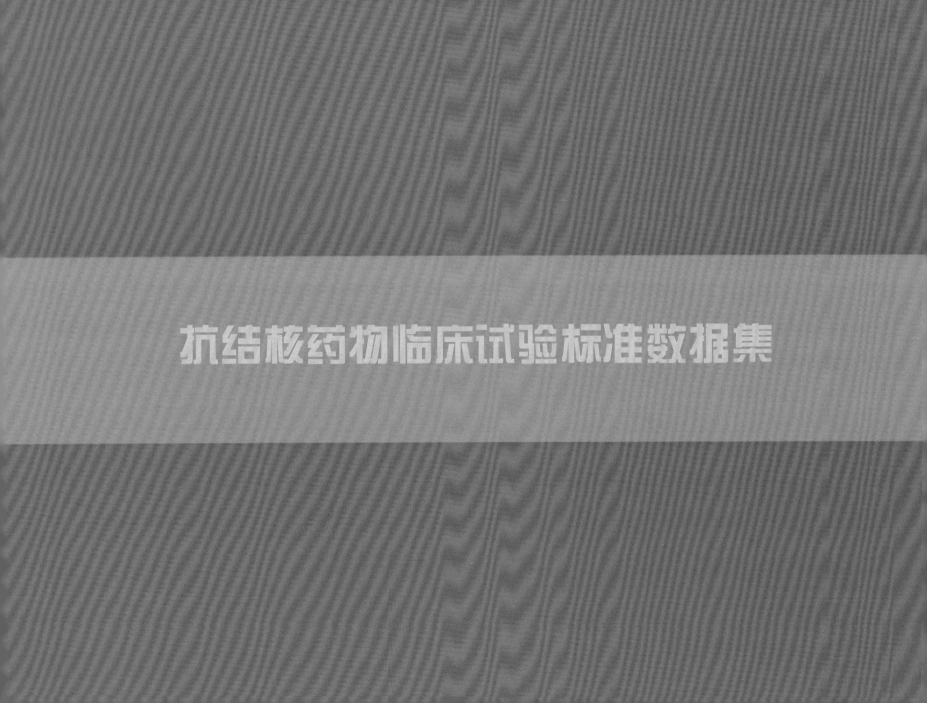

抗结核药物临床试验标准数据集

模块一： 试验启动前准备及试验管理相关

序号	数据类别	数据元名称	数据元定义	数据类型	值域	单位
1	伦理管理	伦理审查日期	在临床试验启动及实施过程中将接受以下审查,包括初始审查和跟踪审查,其中跟踪审查包括修正案审查、严重不良事件/可疑且非预期严重不良事件审查、不依从/违背方案的审查、年度/定期跟踪审查、结题审查、暂停/提前终止试验审查。研究者完成临床试验相关资料递交后接受上述审查的日期为伦理审查日期	日期	YYYY-MM-DD	/
2	伦理管理	伦理批复日期	伦理委员会对临床试验作出批复并给予伦理意见的日期	日期	YYYY-MM-DD	/
3	伦理管理	伦理意见	伦理委员会综合考量临床试验是否符合以下原则对临床试验能否开展给出集体决策,包括:1. 坚持生命伦理的社会价值;2. 研究方案科学;3. 公平选择受试者;4. 合理的风险与受益比例;5. 知情同意书规范;6. 尊重受试者权利;7. 遵守科研诚信规范	字符	同意/作必要修正后同意/作必要修正后重审/不同意/终止或暂停已经批准的临床试验	/
4	伦理管理	伦理批件有效期	伦理审查通过,伦理委员会可根据自身伦理管理规定对有效期进行限定,一般而言授予"伦理审批件"之日起一年为伦理批件有效期	日期	YYYY-MM-DD 至 YYYY-MM-DD	/
5	伦理管理	伦理批件号	伦理审查结束后,伦理委员会授予研究者"伦理审批件"上的编号	字符	/	/
6	伦理管理	研究方案版本号	研究方案每修订一次为一个不同的版本,版本号与方案修订次数对应,一个研究方案根据修订次数,可以有多个版本号	字符	/	/

序号	数据类别	数据元名称	数据元定义	数据类型	值域	单位
7	伦理管理	研究方案版本日期	研究方案修订后定稿日期	日期	YYYY-MM-DD	/
8	伦理管理	临床试验方案编号	编号类似于方案的身份证,一个方案对应一个编号,方案的编号是固定不变的	字符	/	/
9	伦理管理	知情同意书版本	研究使用知情同意书的版本号,知情同意书每次修订将赋予新的版本号,并需要通过伦理委员会批复	字符	/	/
10	伦理管理	是否获取知情同意书	知情同意书是提供给受试者和/或法定代表的关于受试者参与临床研究的书面信息和是否同意的书面或电子文件,是需要得到伦理委员会批准,并且经患者和/或法定代表签字同意参加临床试验的证明文件	字符	是/否	/
11	伦理管理	获取知情同意日期	受试者本人和/或其法定代表签署知情同意书的日期(必要时,需要精确到分秒)	日期	YYYY-MM-DD HH:MM:SS	/
12	临床试验管理	临床试验阶段	在药物临床试验中,从患者筛选至研究结束,根据对受试者干预状态不同而划分的不同临床试验阶段	字符	筛选期/治疗期/随访期	/
13	临床试验管理	临床试验名称	临床试验项目名称的完整描述	字符	/	/
14	临床试验管理	申办方	发起一项临床试验,并对该试验的启动、管理、财务和监查负责的公司、机构或组织的完整名称	字符	/	/
15	临床试验管理	组长单位	主要负责实施临床试验并对临床试验的质量及受试者安全和权益负责的机构或组织的完整名称	字符	/	/
16	临床试验管理	研究中心	负责实施临床试验并对临床试验的质量及受试者安全和权益提供保障的机构或组织的完整名称	字符	/	/

续表

序号	数据类别	数据元名称	数据元定义	数据类型	值域	单位
17	临床试验管理	研究中心编号	参与临床试验的各研究机构的编号	数值	/	/
18	临床试验管理	中心实验室	在多中心临床试验中，为避免因不同实验室中使用的仪器不同以及检测人员操作不同而造成各实验室结果的偏差，将所有临床试验中心采集的血样或尿样等标本统一送至一个实验室进行处理、分析和报告，此实验室即为中心实验室	字符	/	/
19	临床试验管理	临床试验启动日期	当该项目通过了伦理委员会的批准，取得了遗传办的审批或备案（若适用），研究协议已经完成签署，为了确保所有研究者均了解方案和试验操作流程以及相关法规并掌握其标准，由申办方委托的监查员或其他有资质人员对研究中心的研究者进行相关培训，经过培训后项目负责人（PI）可对相关人员进行授权，本项目可以正式进行筛选，该培训日期为临床试验启动日期	日期	YYYY-MM-DD	/
20	临床试验管理	首例受试者纳入时间	从临床试验整体考量，该试验第一例受试者经过筛选，合格性判定后被纳入临床试验，并准备开始接受治疗干预的日期	日期	YYYY-MM-DD	/
21	临床试验管理	末例受试者研究完成时间	从临床试验整体考量，该试验最后一例纳入的受试者完成临床试验方案所规定的全部研究活动的日期	日期	YYYY-MM-DD	/
22	临床试验管理	研究中心关闭时间	当所有的受试者全部出组、所有的质疑均全部完成解答、所有的不良事件随访至结局，相关的试验药物全部清点清楚且完成了回收和销毁，研究中心相关费用完成结算，分中心小结及临床试验总结报告完成签字及盖章，研究中心无任何遗留问题，研究中心方可关闭，将研究者文件夹归档到药品临床试验管理规范（GCP）办公室的日期，即为研究中心关闭日期	日期	YYYY-MM-DD	/

序号	数据类别	数据元名称	数据元定义	数据类型	值域	单位
23	临床试验管理	临床试验终止日期	临床试验实施过程中,申办方、伦理委员会及研究者有权暂停、终止未按照相关要求实施,或者受试者出现非预期严重损害的临床试验,临床试验终止通知函上写明的该文件生效之日即为临床试验终止日期	日期	YYYY-MM-DD	/
24	临床试验管理	受试者标识符	所有签署了知情同意书参与临床试验的受试者编号,可以根据临床试验的要求来区分或者不区分筛选或者入组的受试者编号	字符	/	/
25	临床试验管理	研究医生	研究中心授权针对某临床试验开展相应活动的责任研究者,其需要签署知情同意书等临床试验文书	字符	/	/
26	临床试验管理	是否满足入选标准	受试者是否符合临床试验方案制定的纳入条件	字符	是/否	/
27	临床试验管理	是否不符合排除标准	受试者是否不符合临床试验方案制定的排除标准	字符	是/否	/
28	临床试验管理	入组日期	受试者经合格性判定后纳入本临床试验的日期	日期	YYYY-MM-DD	/
29	临床试验管理	出组日期	研究者依据临床试验方案作出受试者出组决定的日期	日期	YYYY-MM-DD	/
30	临床试验管理	出组原因	受试者纳入后由于相关原因不能继续临床试验,造成受试者发生上述情况的原因	字符	受试者不满足入排标准而被误纳入/受试者自愿退出/因不良事件或严重不良事件提前退出/研究者认为不适合继续试验	/

续表

序号	数据类别	数据元名称	数据元定义	数据类型	值域	单位
31	临床试验管理	合格性评估结果	根据临床试验方案规定的入排标准再次确认后作出临床试验受试者合格与否的判定	字符	是 / 否	/
32	临床试验管理	随机分组方式	指参加试验的每一个受试者都有相同机会进入试验组或对照组,一般会根据临床试验设计决定随机方式	字符	简单随机 / 区组随机 /分层区组随机 / 动态随机	/
33	临床试验管理	随机编号	根据不同随机方法,赋予受试者分组编号,通常编号对应受试者接受的治疗干预措施	字符	/	/
34	临床试验管理	随机日期	受试者被赋予分组编号的日期,对于药物临床试验,随机需要在治疗干预前完成	日期	YYYY-MM-DD	/
35	临床试验管理	设盲	盲法是指为避免设计、资料收集或分析阶段出现信息偏倚而在设计时采用的方法,使研究者和 / 或研究对象不明确干预措施的分配,研究结果更加真实、可靠。根据临床试验设计,决定是否设置盲法	字符	是 / 否	/
36	临床试验管理	盲法类型	盲法类型包括以下三种:1. 单盲,指单纯针对受试者(或疗效评价者)设盲,使受试者(或疗效评价者)不知道自己所接受的干预措施;2. 双盲,是指针对受试者和干预者同时设盲,受试者不知道其所接受的干预是实验组还是对照组,干预者也不知道其所分配的措施到底是什么;3. 三盲,指在双盲的基础上,对研究的资料收集者、分析者等进一步设盲,以最大程度上控制信息偏倚	字符	单盲 / 双盲 / 三盲	/
37	临床试验管理	破盲	破盲是指盲法试验应当按照试验方案的要求实施揭盲与否。若意外破盲或者因严重不良事件等情况紧急揭盲时,研究者应当向申办方书面说明原因	字符	是 / 否	/

模块二：一般情况

序号	数据类别	数据元名称	数据元定义	数据类型	值域	单位
1	人口学信息	姓名首字母缩写	受试者个体在公安管理部门正式登记注册的姓氏和名称的首字母缩写	字符	/	/
2	人口学信息	出生日期	受试者出生当日的公元纪年日期的完整描述	日期	YYYY-MM-DD	/
3	人口学信息	性别	受试者的生理性别	字符	GB/T 2261.1—2003 个人基本信息分类与代码 第1部分：人的性别代码	/
4	人口学信息	出生地	受试者所属的国籍或地区	字符	GB/T 2659—2000 世界各国和地区名称代码	/
5	人口学信息	民族	受试者所属的民族类别	字符	GB 3304—1991 中国各民族名称的罗马字母拼写法和代码	/
6	人口学信息	住院号 / 门诊号 / 病案号 *	本机构可识别的某一特定编码规则赋予门诊 / 住院就诊对象的顺序号	字符	可变长度，最多为18个字符	/

续表

序号	数据类别	数据元名称	数据元定义	数据类型	值域	单位
7	人口学信息	身份证件类型	受试者的证件类别	字符	WS364.3—2023 CV02.01.101 身份证件类别代码表	/
8	人口学信息	身份证件号码 *	受试者的身份证件上的唯一法定标识号码	字符	可变长度，最多为 18 个字符	/
9	人口学信息	现住地址 - 省（自治区、直辖市）	受试者居住地所属省、自治区或直辖市名称	字符	/	/
10	人口学信息	现住地址 - 地市（州、盟）	受试者居住地所属地市、州或盟的名称	字符	/	/
11	人口学信息	现住地址 - 县（市、区）	受试者居住地所属县、市或区名称	字符	/	/
12	人口学信息	现住地址 - 乡（镇、街道办事处）	受试者居住地所属的乡、镇或城市的街道办事处名称	字符		/
13	人口学信息	现住地址 - 村（街、路、里、弄等）	受试者居住地所属的村或城市的街、路、里、弄等名称	字符	/	/
14	人口学信息	现住地址 - 门牌号码	受试者居住地详细地址	字符	/	/
15	人口学信息	长住地类型	受试者长期居住地所属类型	字符	城市 / 农村	/
16	人口学信息	长住地时长	受试者在长期居住地居住时间	数值	0 ～ 100	年

续表

序号	数据类别	数据元名称	数据元定义	数据类型	值域	单位
17	人口学信息	籍贯	受试者的祖居地或原籍所在地的名称	字符	/	/
18	人口学信息	籍贯 - 省(自治区、直辖市)	受试者的祖居地或原籍所在地所属省、自治区或直辖市名称	字符	/	/
19	人口学信息	籍贯 - 地市(州、盟)	受试者的祖居地或原籍所在地所属地市、州或盟的名称	字符	/	/
20	人口学信息	出生地 - 省(自治区、直辖市)	受试者出生地所属省、自治区或直辖市名称	字符	/	/
21	人口学信息	出生地地市(州、盟)	受试者出生地所属地市、州或盟的名称	字符	/	/
22	人口学信息	出生地 - 县(市、区)	受试者出生地所属县、市或区名称	字符	/	/
23	人口学信息	出生地 - 乡(镇、街道办事处)	受试者出生地所属乡、镇或城市的街道办事处名称	字符	/	/
24	人口学信息	出生地 - 村(街、路、里、弄等)	受试者出生地所属村或城市的街、路、里、弄等名称	字符	/	/
25	人口学信息	出生地 - 门牌号码	受试者出生地详细地址	字符	/	/
26	人口学信息	职业类别	受试者从事的职业	字符	GB/T 2261.4—2003　个人基本信息分类与代码　第4部分:从业状况(个人身份)代码	/

续表

序号	数据类别	数据元名称	数据元定义	数据类型	值域	单位
27	人口学信息	职业状况	受试者当前工作状况	字符	退休 / 现就业 / 无业	/
28	人口学信息	文化程度	受试者受教育最高程度的类别	字符	GB/T 4658—2006 学历代码	/
29	人口学信息	联系电话	一般收集受试者手机号	字符	/	/
30	人口学信息	ABO 血型	根据红细胞表面有无特异性抗原(凝集原)A 和 B 来划分的血液类型系统	字符	A/B/O/AB	/
31	人口学信息	Rh 血型	受试者红细胞上是否存在一种 D 血型物质(抗原),若存在,则称为 Rh 阳性,用 Rh(+) 表示;当缺乏 D 抗原时即为 Rh 阴性,用 Rh(−) 表示	字符	阳性 / 阴性 / 未知	/
32	人口学信息	婚姻状况	受试者当前婚姻状况	字符	GB/T 2261.2—2003 个人基本信息分类与代码 第 2 部分:婚姻状况代码	/
33	人口学信息	医保	受试者是否有医疗保险	字符	是 / 否	/
34	既往史	疾病史	对个体既往健康状况和疾病的详细描述	字符	WS364.4—2023 CV02.10.005 既往患病种类代码表	/
35	既往史	手术史	个体是否既往接受过手术	字符	是 / 否	/

续表

序号	数据类别	数据元名称	数据元定义	数据类型	值域	单位
36	既往史	既往病史开始日期	受试者既往疾病开始的日期	日期	YYYY-MM-DD	/
37	既往史	既往疾病是否持续	既往疾病是否持续存在	字符	是/否	/
38	既往史	既往疾病结束日期	受试者既往疾病结束的日期	日期	YYYY-MM-DD	/
39	既往史	是否使用药物治疗	是否使用药物治疗既往疾病	字符	是/否	/
40	既往史	过敏史	受试者是否有过敏经历	字符	是/否	/
41	既往史	过敏原	过敏原的名称(含药物)	字符	/	/
42	既往史	传染病接触史	受试者既往是否接触传染性疾病	字符	是/否	/
43	既往史	接触传染性疾病	受试者接触的传染性疾病名称	字符	甲类传染病:鼠疫、霍乱/乙类传染病:新型冠状病毒感染、传染性非典型肺炎、艾滋病、病毒性肝炎、脊髓灰质炎、人感染高致病性禽流感、麻疹、流行性出血热、狂犬病、流行性乙型脑炎、登革热、炭疽、细菌性痢疾和阿米巴性痢疾、肺结核、伤寒和副伤寒、流行性脑脊髓膜炎、百日咳、白喉、新生儿破伤风、猩红热、布鲁氏菌病、淋病、梅毒、钩端螺旋体病、血吸虫病、疟疾、人感染H7N9禽流感/丙类传染病:流行性感冒、流行性腮腺炎、风疹、急性出血性结膜炎、麻风病、斑疹伤寒、黑热病、包虫病、丝虫病,除霍乱、细菌性和阿米巴性痢疾、伤寒和副伤寒以外的感染性腹泻病、手足口病	/

续表

序号	数据类别	数据元名称	数据元定义	数据类型	值域	单位
44	既往史	既往使用的抗结核药物	参加本次临床试验前,使用过的抗结核药物名称	字符	异烟肼 / 利福平 / 利福喷丁 / 吡嗪酰胺 / 乙胺丁醇 / 链霉素 / 左氧氟沙星 / 莫西沙星 / 贝达喹啉 / 利奈唑胺 / 氯法齐明 / 环丝氨酸 / 德拉马尼 / 亚胺培南 - 西司他汀 / 美罗培南 / 阿米卡星 / 卷曲霉素 / 丙硫异烟胺 / 乙硫异烟胺 / 对氨基水杨酸 / 卡那霉素 / 特立齐酮 / 阿莫西林克拉维酸钾 / 普托马尼	/
45	既往史	既往使用抗结核药物的累计时间	既往服用每一种抗结核药物的累计时间	数值	/	月
46	既往史	既往抗结核治疗转归	受试者既往接受的每段抗结核治疗后治疗结局的判定	字符	治愈 / 完成治疗 / 失败 / 失访 / 无法评估	/
47	个人史	吸烟史	既往吸烟情况	字符	过去吸烟,现在不吸烟 / 从不吸烟 / 吸烟	/
48	个人史	日吸烟量	最近 3 个月,个体平均每天的吸烟量	数值	/	支
49	个人史	饮酒史	既往饮酒情况	字符	过去饮酒,现在不饮酒 / 从不饮酒 / 饮酒	/
50	个人史	日饮酒量	最近 3 个月,个体平均每天的饮酒量相当于多少白酒量	数值	/	两 (1 两 = 50g)
51	职业接触史	职业暴露	是否有职业暴露史,指由于职业关系而暴露在危险因素中,从而有可能损害健康或危及生命的一种情况	字符	是 / 否	/

续表

序号	数据类别	数据元名称	数据元定义	数据类型	值域	单位
52	职业接触史	职业接触种类	职业接触危害因素分类	字符	WS364.5—2023 CV03.00.203 职业病危害因素类别代码表	/
53	职业接触史	职业接触频率	一周内平均职业接触的天数	数值	0～7	天/周
54	职业接触史	实际接触危害因素的工龄	受试者实际接触危害因素的工作时长	数值	0～100	年
55	家族史	家族疾病史	标识受试者三代以内有血缘关系的家族成员是否有家族聚集性疾病	字符	是/否	/
56	家族史	家族疾病名称	受试者近亲患有的家族性疾病名称	字符	WS364.4—2023 CV02.10.005 既往患病种类代码表	/

*出于对受试者隐私的保护,人口学信息中凡涉及可识别受试者身份的信息在使用时需行脱敏处理。

模块三：疾病相关

序号	数据类别	数据元名称	数据元定义	数据类型	值域	单位
1	疾病症状	咳嗽	是否出现咳嗽症状	字符	是 / 否	/
2	疾病症状	咳嗽时长	从开始出现咳嗽到本次就诊的时长	数值	/	天
3	疾病症状	咳嗽规律	咳嗽有无规律或受天气影响情况	字符	早上显著 / 随天气变化 / 无规律 / 其他	/
4	疾病症状	咳痰	是否出现咳痰症状	字符	是 / 否	/
5	疾病症状	咳痰时长	从开始出现咳痰到本次就诊的时长	数值	/	小时 / 天 / 月
6	疾病症状	痰液性质	痰液的颜色和性状	字符	白色泡沫痰 / 白黏痰 / 黄白黏痰 / 黄脓痰 / 其他	/
7	疾病症状	痰液量	痰液收集量	数值	0 ～ 100	ml
8	疾病症状	胸闷	是否有胸中堵塞不畅、胸闷不舒服的症状	字符	是 / 否	/
9	疾病症状	胸闷时长	从开始出现胸闷到本次就诊的时长	数值	/	小时 / 天 / 月
10	疾病症状	喘息	是否有气喘症状	字符	是 / 否	/

续表

序号	数据类别	数据元名称	数据元定义	数据类型	值域	单位
11	疾病症状	喘息时长	从开始出现喘息症状到本次就诊的时长	数值	/	小时/天/月
12	疾病症状	咯血	是否有喉以下的呼吸道出血经咳嗽从口中排出的症状	字符	是/否	/
13	疾病症状	咯血时长	从开始出现咯血到本次就诊的时长	数值	/	小时/天/月
14	疾病症状	咯血量	咯血的量	数值	0～1000	ml
15	疾病症状	胸痛	是否出现胸部疼痛	字符	是/否	/
16	疾病症状	胸痛时长	从开始出现胸痛到本次就诊的时长	数值	/	小时/天/月
17	疾病症状	呼吸困难	是否出现呼吸不畅通	字符	是/否	/
18	疾病症状	呼吸困难时长	从开始出现呼吸困难到本次就诊的时长	数值	/	小时/天/月
19	疾病症状	乏力	是否感觉疲劳	字符	是/否	/
20	疾病症状	乏力时长	从开始出现乏力到本次就诊的时长	数值	/	小时/天/月
21	疾病症状	厌食	是否没有食欲,不想进食	字符	是/否	/
22	疾病症状	厌食时长	从开始出现厌食到本次就诊的时长	数值	/	小时/天/月
23	疾病症状	精神萎靡	是否情感淡漠,缺乏兴趣	字符	是/否	/

续表

序号	数据类别	数据元名称	数据元定义	数据类型	值域	单位
24	疾病症状	精神萎靡时长	从开始出现精神萎靡到本次就诊的时长	数值	/	小时 / 天 / 月
25	疾病症状	心悸	是否用药后自觉心跳或心慌并有心前区不适感	字符	是 / 否	/
26	疾病症状	手颤	是否用药后出现手不自主震颤	字符	是 / 否	/
27	疾病症状	头痛	是否用药后出现头痛	字符	是 / 否	/
28	疾病症状	腹泻 / 腹胀	是否用药后出现腹泻 / 腹胀	字符	是 / 否	/
29	疾病症状	排尿不畅	是否用药后出现排尿不顺畅	字符	是 / 否	/
30	疾病症状	声嘶	是否用药后出现声音嘶哑	字符	是 / 否	/
31	疾病症状	焦虑	是否有经心理科医生评估确诊的焦虑	字符	是 / 否	/
32	疾病症状	焦虑时长	从开始出现焦虑到本次就诊的时长	数值	/	小时 / 天 / 月
33	疾病症状	抑郁	是否有经心理科医生评估确诊的抑郁	字符	是 / 否	/
34	疾病症状	抑郁时长	从开始出现抑郁到本次就诊的时长	数值	/	小时 / 天 / 月
35	疾病症状	发热	体温是否超过 37.5℃	字符	是 / 否	/
36	疾病症状	发热时长	从开始出现发热到本次就诊的时长	数值	/	小时 / 天 / 月
37	体格检查	是否完成体格检查	受试者是否进行体格检查	字符	是 / 否	/

续表

序号	数据类别	数据元名称	数据元定义	数据类型	值域	单位
38	体格检查	体格检查日期	受试者接受体格检查的日期	日期	YYYY-MM-DD	/
39	体格检查	若未完成体格检查,请说明原因	受试者未完成体格检查的原因	字符	/	/
40	体格检查	体格检查结果	详细描述受试者体格检查结果	字符	/	/
41	体格检查	异常,请描述	描述症状体征检查的具体异常	字符	/	/
42	体格检查	身高	受试者身高的测量值	数值	/	cm
43	体格检查	体重	受试者体重的测量值	数值	/	kg
44	体格检查	呼吸频率	受试者每分钟呼吸次数的测量值	数值	/	次/分
45	体格检查	脉率	每分钟脉搏次数的测量值	数值	/	次/分
46	体格检查	收缩压	受试者收缩压的测量值	数值	/	mmHg
47	体格检查	舒张压	受试者舒张压的测量值	数值	/	mmHg
48	体格检查	中心视力	指黄斑部中心凹的视力功能,一般在研究中心采用视力表进行检查。在抗结核药物临床试验中常用于监测抗结核药物对视神经的影响;若发现视力下降2行及以上,嘱受试者前往专科及时就诊以进一步检查	字符	是/否	/
49	体格检查	血氧饱和度	血液中被氧结合的氧合血红蛋白的容量占全部可结合的血红蛋白容量的百分比	数值	0～100	%

续表

序号	数据类别	数据元名称	数据元定义	数据类型	值域	单位
50	体格检查	血氧检查时状态	血氧检查时是否吸氧	字符	是 / 否	/
51	体格检查	呼吸运动	呼吸运动的种类	字符	胸式呼吸 / 腹式呼吸 / 胸腹联合呼吸 / 未提及	/
52	体格检查	胸廓外形	胸廓的外形	字符	未发现异常 / 扁平胸 / 漏斗胸 / 桶状胸 / 鸡胸 / 胸廓一侧变形 / 脊柱畸形 / 其他 / 未提及	/
53	体格检查	呼吸节律	呼吸的节律	字符	节律规整 / 潮式呼吸 / 间停呼吸 / 叹息样呼吸 / 抑制性呼吸 / 其他 / 未提及	/
54	体格检查	胸廓扩张度	呼吸时的胸廓动度	字符	正常 / 左侧降低 / 右侧降低 / 双侧降低 / 左侧增强 / 右侧增强 / 双侧增强 / 未提及	/
55	体格检查	语音震颤	声音传到胸壁引起共鸣的震动	字符	正常 / 左侧降低 / 右侧降低 / 双侧降低 / 左侧增强 / 右侧增强 / 双侧增强 / 未提及	/
56	体格检查	胸膜摩擦感	呼吸时两层胸膜相互摩擦,触诊时可感觉到如皮革摩擦的感觉	字符	无 / 左侧 / 右侧 / 双侧 / 未提及	/
57	体格检查	叩诊音	叩诊音的类别	字符	清音 / 浊音 / 实音 / 过清音 / 鼓音 / 其他 / 未提及	/
58	体格检查	叩诊音异常部位	叩诊音异常的部位	字符	/	/
59	体格检查	呼吸音	呼吸音清或粗,增强或减弱的情况	字符	清 / 粗 / 减弱 / 增强 / 消失 / 未提及	/

续表

序号	数据类别	数据元名称	数据元定义	数据类型	值域	单位
60	体格检查	呼吸音异常部位	呼吸音异常的部位	字符	/	/
61	体格检查	啰音	干湿性啰音	字符	未闻及 / 干啰音 / 湿啰音 /velcro 啰音 / 哮鸣音 / 未提及	/
62	体格检查	啰音部位	啰音的部位	字符	/	/
63	体格检查	语音共振	语音传到胸壁引起的共振	字符	正常 / 增强 / 减弱 / 未提及	/
64	体格检查	胸膜摩擦音	呼吸时两层胸膜相互摩擦的声音	字符	有 / 无 / 未提及	/
65	体格检查	胸膜摩擦音部位	胸膜摩擦音的部位	字符	/	/
66	体格检查	心尖冲动	心尖冲动或异常搏动情况	字符	正常 / 剑突下心尖冲动 / 未提及	/
67	体格检查	心尖冲动强度	心尖冲动增强或减弱情况	字符	正常 / 增强 / 减弱 / 未提及	/
68	体格检查	心尖冲动部位	心尖冲动的部位	字符	/	/
69	体格检查	心包摩擦感	在心前区触及的一种随心脏搏动而出现的摩擦感	字符	有 / 无 / 未提及	/
70	体格检查	心界	心浊音界	字符	未发现异常 / 增宽 / 变窄 / 未提及	/
71	体格检查	心律	心脏跳动的节律	字符	齐 / 不齐 / 未提及	/
72	体格检查	心音	心脏跳动时由心肌收缩、瓣膜关闭和血流冲击的振动而产生的声音	字符	正常 / 额外心音 / 未提及	/

续表

序号	数据类别	数据元名称	数据元定义	数据类型	值域	单位
73	体格检查	心脏杂音	出现于正常心音之外,持续时间较长的异常声音	字符	有 / 无 / 未提及	/
74	体格检查	心脏杂音部位	出现心脏杂音的部位	字符	二尖瓣区 / 三尖瓣区 / 主动脉区 / 肺动脉区 / 室间隔 / 其他 / 未提及	/
75	体格检查	心包摩擦音	在心前区闻及的一种随心脏搏动而出现的摩擦音	字符	有 / 无 / 未提及	/
76	体格检查	口唇发绀	口唇颜色青紫	字符	有 / 无 / 未提及	/
77	体格检查	下肢水肿	下肢出现水肿	字符	有 / 无 / 未提及	/
78	体格检查	下肢水肿部位	下肢水肿的部位	字符	左 / 右 / 双侧	/
79	体格检查	下肢水肿程度	下肢水肿的严重程度	字符	轻度 / 中度 / 重度 / 未提及	/
80	医学诊断	是否有合并症	纳入临床试验后,受试者是否同时患有其他疾病	字符	是 / 否	/
81	医学诊断	合并症类型	纳入临床试验后,受试者患有其他疾病的具体名称	字符	国际疾病分类第十一次修订本(ICD-11)	/
82	医学诊断	本次结核病的类型	纳入临床试验后,本次确诊结核病的分类	字符	原发性肺结核 / 血行播散性肺结核 / 继发性肺结核 / 气管、支气管结核 / 结核性胸膜炎 / 肺外结核	/

模块四：实验室及物理检查相关

▼

序号	数据类别	数据元名称	数据元定义	数据类型	值域	单位
1	实验室检查	妊娠检查样本	受试者是否提交妊娠检查样本	字符	是 / 否	/
2	实验室检查	若未收集妊娠检查样本,请说明原因	受试者未提交妊娠检查样本的原因	字符	女性月经期 / 女性无生育能力 / 男性,不适用	/
3	实验室检查	妊娠样本类别	受试者开展妊娠检查提供样本的类型	字符	血样 / 尿样	/
4	实验室检查	妊娠检查结果	受试者开展妊娠检查的结果	字符	阴性 / 阳性 / 无效	/
5	实验室检查	心率(HR)	受试者心脏每分钟搏动频率的测量值	数值	/	次 / 分
6	实验室检查	促甲状腺激素(TSH)	腺垂体分泌的促甲状腺激素的测量值	数值	/	mU/L
7	实验室检查	是否进行促甲状腺激素检测	受试者是否进行促甲状腺激素检测	字符	是 / 否	/
8	实验室检查	若未进行促甲状腺激素检测,请说明原因	未进行促甲状腺激素检测的原因	字符	/	/
9	实验室检查	是否进行乙肝检测	受试者是否进行乙肝检测	字符	是 / 否	/

续表

序号	数据类别	数据元名称	数据元定义	数据类型	值域	单位
10	实验室检查	若未进行乙肝检测，请说明原因	未进行乙肝检测的原因	字符	/	/
11	实验室检查	乙型肝炎表面抗原（HBsAg）	乙型肝炎表面抗原检测结果	字符	阴性/阳性	
12	实验室检查	乙型肝炎表面抗体（HBsAb）	乙型肝炎表面抗体检测结果	字符	阴性/阳性	
13	实验室检查	乙型肝炎核心抗体（HBcAb）	乙型肝炎核心抗体检测结果	字符	阴性/阳性	
14	实验室检查	乙型肝炎 e 抗原（HBeAg）	e 抗原 HBeAg 检测结果	字符	阴性/阳性	
15	实验室检查	乙型肝炎 e 抗体（HBeAb）	e 抗体 HBeAb 检测结果	字符	阴性/阳性	
16	实验室检查	是否进行丙肝检测	受试者是否进行丙肝检测	字符	是/否	
17	实验室检查	若未进行丙肝检测，请说明原因	未进行丙肝检测的原因	字符	/	/
18	实验室检查	丙型肝炎病毒抗体（anti-HCV）	丙型肝炎病毒抗体检测结果	字符	阴性/阳性	
19	实验室检查	是否进行人类免疫缺陷病毒（HIV）抗体检测	受试者是否进行 HIV 抗体检测	字符	是/否	
20	实验室检查	若未进行 HIV 抗体检测，请说明原因	未进行 HIV 抗体检测的原因	字符	/	/
21	实验室检查	HIV 抗体	HIV 抗体的检测结果	字符	阴性/阳性	/
22	实验室检查	是否进行血常规检查	受试者是否进行血常规检测	字符	是/否	/
23	实验室检查	若未进行血常规检查，请说明原因	未进行血常规检测的原因	字符	/	/

序号	数据类别	数据元名称	数据元定义	数据类型	值域	单位
24	实验室检查	血红蛋白(HGB 或 Hb)	受试者单位容积血液中血红蛋白的含量值	数值	/	g/L
25	实验室检查	白细胞总数(WBC)	受试者血液中白细胞总数的测量值	数值	/	10^9/L
26	实验室检查	淋巴细胞计数(LYM#)	受试者单位容积血液中淋巴细胞的数量值	数值	/	/
27	实验室检查	淋巴细胞比例(LYM%)	受试者血液中淋巴细胞的数量占白细胞总数的比例	数值	/	/
28	实验室检查	中性粒细胞计数(NEUT#)	受试者单位容积血液中中性粒细胞的数量值	数值	/	/
29	实验室检查	中性粒细胞比例(NEUT%)	受试者血液中中性粒细胞的数量占白细胞总数的比例	数值	/	/
30	实验室检查	血小板计数(PLT)	受试者单位容积血液中血小板数量值	数值	/	10^9/L
31	实验室检查	红细胞计数(RBC)	受试者单位容积血液中红细胞数量值	数值	/	10^{12}/L
32	实验室检查	C 反应蛋白(CRP)	受试者单位容积血清中 C 反应蛋白的含量	数值	/	μg/L
33	实验室检查	是否进行血生化检查	受试者是否进行血清生化检测	字符	是 / 否	/
34	实验室检查	若未进行血生化检查,请说明原因	未进行血清生化检测的原因	字符	/	/

续表

序号	数据类别	数据元名称	数据元定义	数据类型	值域	单位
35	实验室检查	谷丙转氨酶（ALT）	受试者血清中谷丙转氨酶检测结果值	数值	/	IU/L
36	实验室检查	谷草转氨酶（AST）	受试者血清中谷草转氨酶检测结果值	数值	/	IU/L
37	实验室检查	碱性磷酸酶（ALP）	受试者血中碱性磷酸酶检测结果值	数值	/	IU/L
38	实验室检查	γ-谷氨酰转肽酶（GGT）	受试者谷氨酰转肽酶测量值	数值	/	IU/L
39	实验室检查	总胆红素（TBIL）	受试者总胆红素检测结果值	数值	/	μmol/L
40	实验室检查	直接胆红素（DBIL）	受试者直接胆红素检测结果值	数值	/	μmol/L
41	实验室检查	血肌酐（Cr）	受试者血液中肌酐含量的检测结果值	数值	/	μmol/L
42	实验室检查	尿素氮（BUN）	受试者血液中尿素氮含量的检测结果值	数值	/	mmol/L
43	实验室检查	尿酸（UA）	受试者血液中尿酸含量的检测结果值	数值	/	μmol/L
44	实验室检查	钠离子（Na$^+$）	受试者血液中钠离子含量的检测结果值	数值	/	mmol/L
45	实验室检查	钾离子（K$^+$）	受试者血液中钾离子含量的检测结果值	数值	/	mmol/L
46	实验室检查	钙离子（Ca^{2+}）	受试者血液中钙离子含量的检测结果值	数值	/	mmol/L

续表

序号	数据类别	数据元名称	数据元定义	数据类型	值域	单位
47	实验室检查	镁离子（Mg^{2+}）	受试者血液中镁离子含量的检测结果值	数值	/	mmol/L
48	实验室检查	氯离子（Cl^-）	受试者血液中氯离子含量的检测结果值	数值	/	mmol/L
49	实验室检查	空腹血糖（FBG）	受试者空腹状态下,血液中葡萄糖含量的检测结果值	数值	/	mmol/L
50	实验室检查	糖化血红蛋白（HbA1c）	受试者血液中糖化血红蛋白含量的检测结果值	数值	/	U/L
51	实验室检查	总蛋白（TP）	受试者血清总蛋白检测结果值	数值	/	g/L
52	实验室检查	球蛋白（GLB）	受试者血清球蛋白检测结果值	数值	/	g/L
53	实验室检查	白蛋白（ALB）	受试者血清白蛋白检测结果值	数值	/	g/L
54	实验室检查	甘油三酯（TG）	受试者血液中甘油三酯含量的检测结果值	数值	/	mmol/L
55	实验室检查	总胆固醇（TC）	受试者血液中总胆固醇含量的检测结果值	数值	/	mmol/L
56	实验室检查	高密度脂蛋白（HDL）	受试者血液中高密度脂蛋白含量的检测结果值	数值	/	mmol/L
57	实验室检查	低密度脂蛋白（LDL）	受试者血液中低密度脂蛋白含量的检测结果值	数值	/	mmol/L
58	实验室检查	是否进行尿常规检查	受试者是否进行尿常规检测	字符	是 / 否	/

续表

序号	数据类别	数据元名称	数据元定义	数据类型	值域	单位
59	实验室检查	若未进行尿常规检测,请说明原因	未进行尿常规检测的原因	字符	/	/
60	实验室检查	尿常规 pH 值	受试者尿液酸碱度的检测结果值	数值	/	/
61	实验室检查	尿蛋白(PRO)	受试者尿液中所含蛋白质含量的检测结果值	数值	/	g/24h
62	实验室检查	尿白细胞(LEU)	受试者尿液中白细胞数量的检测结果值	数值	/	个 / 高倍视野
63	实验室检查	尿红细胞(ERY)	受试者尿液中红细胞数量的检测结果值	数值	/	个 / 高倍视野
64	实验室检查	是否留取痰标本	受试者是否留取痰标本	字符	是 / 否	
65	实验室检查	如未留取痰标本,请说明原因	受试者未留取痰标本的原因	字符	/	/
66	实验室检查	是否进行痰分枝杆菌涂片检查	受试者是否进行痰分枝杆菌涂片检测	字符	是 / 否	/
67	实验室检查	如未进行痰分枝杆菌涂片检查,请说明原因	受试者未进行痰分枝杆菌涂片检测的原因	字符	/	/
68	实验室检查	痰分枝杆菌涂片染色方式	对受试者痰液进行痰分枝杆菌涂片染色的方法	字符	齐 - 内染色法 / 荧光染色法	/
69	实验室检查	痰分枝杆菌涂片结果	对受试者痰液痰分枝杆菌涂片检测结果	字符	阴性 / 阳性	/

序号	数据类别	数据元名称	数据元定义	数据类型	值域	单位
70	实验室检查	是否进行痰分枝杆菌培养	受试者是否进行痰分枝杆菌培养检测	字符	是 / 否	/
71	实验室检查	如未进行痰分枝杆菌培养，请说明原因	受试者未进行痰分枝杆菌培养检测的原因	字符	/	/
72	实验室检查	痰分枝杆菌培养方式	对受试者痰液进行培养的方法	字符	液体培养 / 固体培养	/
73	实验室检查	痰分枝杆菌培养结果	对受试者痰液痰分枝杆菌培养检测结果	字符	阴性 / 阳性 / 污染	/
74	实验室检查	是否进行分枝杆菌蛋白 64 （MPT64）检测	MPT64 为结核分枝杆菌早期高丰度分泌抗原，在分枝杆菌中，仅结核分枝杆菌复合群分泌 MPT64，其他常见的可致病非结核分枝杆菌菌群则不分泌。因此，分枝杆菌培养滤液或菌落洗刷液 MPT64 检测用以区分结核分枝杆菌与非结核分枝杆菌两大菌群	字符	是 / 否	/
75	实验室检查	如未进行 MPT64 检测，请说明原因	受试者未进行 MPT64 检测的原因	字符	/	/
76	实验室检查	MPT64 检测结果	受试者痰分枝杆菌培养阳性后，进而对分枝杆菌培养滤液或菌落洗刷液进行 MPT64 检测的结果	字符	结核分枝杆菌复合群 / 非结核分枝杆菌复合群或其他	/
77	实验室检查	是否进行痰 GeneXpert MTB/RIF 检测	受试者是否进行痰 GeneXpert MTB/RIF 检测	字符	是 / 否	/

续表

序号	数据类别	数据元名称	数据元定义	数据类型	值域	单位
78	实验室检查	如未进行痰 GeneXpert MTB/RIF 检测，请说明原因	未进行痰 GeneXpert MTB/RIF 检测的原因	字符	/	/
79	实验室检查	痰 GeneXpert MTB/RIF 检测结果	痰 GeneXpert MTB/RIF 检测结果包含两方面，一是是否为结核分枝杆菌，二是是否对利福平耐药	字符	结核分枝杆菌复合群阳性(高)/结核分枝杆菌复合群阳性(中)/结核分枝杆菌复合群阳性(低)/结核分枝杆菌复合群阳性(极低)/未检出结核分枝杆菌复合群	/
80	实验室检查	若痰 GeneXpert MTB/RIF 检测结果提示结核分枝杆菌复合群阳性，利福平耐药性检测结果	通过痰 GeneXpert MTB/RIF 检测明确为结核分枝杆菌复合群后，进一步查看对利福平耐药与否	字符	检出 / 未检出	/
81	实验室检查	是否进行基于 MGIT960 的表型药敏试验检测	是否对受试者痰液进行基于 MGIT960 的表型药敏试验检测	字符	是 / 否	/
82	实验室检查	若未进行药敏试验检测，请写明原因	未进行药敏试验检测的原因	字符	/	/
83	实验室检查	表型药敏试验检测的抗结核药物	开展表型药敏试验检测的抗结核药物名称	字符	异烟肼 / 利福平 / 利福喷丁 / 吡嗪酰胺 / 乙胺丁醇 / 链霉素 / 左氧氟沙星 / 莫西沙星 / 贝达喹啉 / 利奈唑胺 / 氯法齐明 / 德拉马尼 / 亚胺培南 - 西司他汀 / 美罗培南 / 阿米卡星 / 卷曲霉素 / 丙硫异烟胺 / 乙硫异烟胺 / 卡那霉素 / 特立齐酮 / 阿莫西林克拉维酸钾 / 普托马尼	/

续表

序号	数据类别	数据元名称	数据元定义	数据类型	值域	单位
84	实验室检查	抗结核药物表型药敏试验结果	每种抗结核药物表型药敏试验检测结果	字符	敏感 / 耐药 / 不确定 / 污染	/
85	心电图检查	是否完成心电图检查	受试者是否进行心电图检查	字符	是 / 否	/
86	心电图检查	若未完成心电图检查,请说明原因	受试者未进行心电图检查的原因	字符	/	/
87	心电图检查	QT	心电图中 QT 间期的测量值	数值	/	ms
88	心电图检查	QTcF	按心率校正的 QT 间期测量值	数值	/	ms
89	影像学检查	筛选期 / 基线期是否完成胸部影像学检测	筛选期 / 基线期是否完成胸部影像学检测	字符	是 / 否	/
90	影像学检查	筛选期 / 基线期胸部影像学检查日期	筛选期 / 基线期进行胸部影像学检测的详细时间	日期	YYYY-MM-DD	/
91	影像学检查	若未完成胸部影像学检查,请说明原因	未完成胸部影像学检查的原因	字符	/	/
92	影像学检查	筛选期 / 基线期肺部病灶描述	临床试验筛选期 / 基线期按照影像科出具的报告对病灶的位置、大小、形态等进行描述	字符	/	/
93	影像学检查	治疗或随访期肺部病灶描述与评价	按照影像科出具的报告对病灶位置、大小、形态等进行描述同时对比基线评价是否有影像学好转	字符	完全吸收 / 显著吸收 / 吸收 / 不变 / 恶化	/

模块五：治疗相关

序号	数据类别	数据元名称	数据元定义	数据类型	值域	单位
1	抗结核治疗药物	本次治疗类型	根据治疗类型可将受试者分为初治患者和复治患者。初治患者指符合下列任一情况：1. 从未因结核病应用过抗结核药物治疗的患者；2. 正进行标准化疗方案规则用药而未满疗程的患者。复治患者指符合下列任一情况：1. 因结核病不合理或不规则用抗结核药物治疗≥1 个月；2. 初治失败和复发患者；3. 复治失败	字符	初治 / 复治	/
2	抗结核治疗药物	被分发抗结核药物名称	记录受试者被分发的抗结核药物的名称	字符	异烟肼 / 利福平 / 利福喷丁 / 吡嗪酰胺 / 乙胺丁醇 / 链霉素 / 左氧氟沙星 / 莫西沙星 / 贝达喹啉 / 利奈唑胺 / 氯法齐明 / 环丝氨酸 / 德拉马尼 / 亚胺培南 - 西司他汀 / 美罗培南 / 阿米卡星 / 卷曲霉素 / 丙硫异烟胺 / 乙硫异烟胺 / 对氨基水杨酸 / 卡那霉素 / 特立齐酮 / 阿莫西林克拉维酸钾 / 普托马尼	/
3	抗结核治疗药物	是否向受试者发放临床试验用抗结核药物	研究者或授权人是否按照研究方案规定的时间点及规定的数量向受试者发放指定的抗结核药物	字符	是 / 否	/

续表

序号	数据类别	数据元名称	数据元定义	数据类型	值域	单位
4	抗结核治疗药物	若未按要求发放临床试验用抗结核药物,请说明原因	研究者或授权人未能按研究方案要求发放临床试验用抗结核药物的原因	字符	/	/
5	抗结核治疗药物	抗结核药物发放日期	指定抗结核药物由 GCP 药房向受试者发放的时间	日期	YYYY-MM-DD	/
6	抗结核治疗药物	抗结核药物实际发放数量	记录向受试者发放的每种抗结核药物实际数量	字符	/	片/粒/支
7	抗结核治疗药物	抗结核药物制剂规格	所发指定抗结核药物基本生产单位药品中如每粒、片或其他每单位所含有主药的重量(或效价)或含量(%)或装量	字符	/	mg/片、mg/粒、g/支、U/支
8	抗结核治疗药物	抗结核药物单次使用剂量	治疗期内对于某具体抗结核药物,受试者在固定的给药间隔单位时间内所应服用的药物剂量;在临床试验实践中,建议药剂师将受试者所需服用的各种抗结核药物固体制剂(如片剂、胶囊剂等),按一次剂量借助分包机将铝箔或塑料袋加热密封后单独包装。上面标有药名、剂量、剂型、适应证、用量、注意事项等,便于药师、研究护士及受试者自己进行核对,避免因发给受试者散装片而无法识别、无法核对的缺点,方便患者服用,防止服错药或重复服药,同时重新包装也提高了制剂的稳定性,减少浪费,保证药物使用的正确性、安全性和经济性	字符	/	mg、g、U
9	抗结核治疗药物	抗结核药物使用频率	在规定日期内每种抗结核药物受试者应使用的频次	字符	每日一次/每日两次/每日三次/隔日一次/每周三次	/

续表

序号	数据类别	数据元名称	数据元定义	数据类型	值域	单位
10	抗结核治疗药物	抗结核药物给药途径	按照研究方案受试者所接受的每种抗结核药物的使用途径	字符	口服 / 静脉滴注 / 肌内注射	/
11	抗结核治疗药物	抗结核药物用药开始日期	受试者使用某抗结核药物第一剂的日期	日期	YYYY-MM-DD	/
12	抗结核治疗药物	抗结核药物用药结束日期	受试者使用某种抗结核药物最后一剂的日期	日期	YYYY-MM-DD	/
13	抗结核治疗药物	抗结核药物用药结束原因	受试者停止使用某一或某几种抗结核药物的原因，如完成规定疗程、出现不良事件、患者死亡、治疗失败等	字符	/	/
14	抗结核治疗药物	抗结核药物是否回收	GCP 药房发至受试者的抗结核药物，受试者是否在研究方案规定的下次随访时间点返回研究中心并交还其仍未使用完的抗结核药物	字符	是 / 否	/
15	抗结核治疗药物	若未回收，请说明原因	指定抗结核药物未被 GCP 药房收回的原因	字符	/	/
16	抗结核治疗药物	抗结核药物回收日期	记录抗结核药物被 GCP 药房收回的时间	日期	YYYY-MM-DD	/
17	抗结核治疗药物	抗结核药物被回收实际数量	记录实际被收回至 GCP 药房的抗结核药物数量	数值	/	片 / 粒 / 支
18	抗结核治疗药物	应使用抗结核药物数量	按照研究方案，受试者完成每种抗结核药物全疗程用药应服用的数量	数值	/	片 / 粒 / 支
19	抗结核治疗药物	实际使用抗结核药物数量	受试者在研究治疗周期中实际服用的每种抗结核药物的数量	数值	/	片 / 粒 / 支
20	抗结核治疗药物	服药依从性	对每种抗结核药物，实际用药数量占应使用药物数量的比值	数值	/	%

续表

序号	数据类别	数据元名称	数据元定义	数据类型	值域	单位
21	其他治疗药物	是否存在合并用药	在抗结核药物使用过程中,是否使用非抗结核药物	字符	是 / 否	/
22	其他治疗药物	非抗结核药物名称	由于存在其他合并疾病或并发症而同时使用的非抗结核药物的具体名称	字符	/	/
23	其他治疗药物	非抗结核药物用药开始日期	使用非抗结核药物第一剂的时间	日期	YYYY-MM-DD	/
24	其他治疗药物	非抗结核药物用药是否持续	跟踪了解非抗结核药物在指定随访期是否继续使用	字符	是 / 否	/
25	其他治疗药物	非抗结核药物用药结束日期	使用非抗结核药物最后一剂的时间	日期	YYYY-MM-DD	/
26	其他治疗药物	使用非抗结核药物原因	使用非抗结核药物的指征或适应证	字符	/	/
27	其他治疗	是否使用非药物治疗	在抗结核药物使用过程中,是否使用非药物干预	字符	是 / 否	/
28	其他治疗	非药物治疗名称	在抗结核药物使用过程中,使用的非药物干预治疗项目名称	字符	/	/
29	其他治疗	非药物治疗开始日期	第一次使用非药物干预治疗的时间	日期	YYYY-MM-DD	/
30	其他治疗	非药物治疗是否持续	跟踪了解非药物治疗干预在指定随访期是否继续使用	字符	是 / 否	/
31	其他治疗	非药物治疗结束日期	最后一次使用非药物治疗的时间	日期	YYYY-MM-DD	/
32	其他治疗	使用非药物治疗原因	使用非药物治疗的指征或适应证	字符	/	/

模块六：疗效及安全性评估相关

序号	数据类别	数据元名称	数据元定义	数据类型	值域	单位
1	评估量表	生活质量评价量表（SF-36)	受试者生活质量评价量表得分	数值	0 ~ 100	/
2	评估量表	Karnofsky 评分量表	受试者功能状态评分量表得分	数值	0 ~ 100	/
3	随访信息	访视名称	受试者按照研究方案定期到研究中心进行访视的名称描述,可以按照"第几次"或"第几周"访视命名	数值	0 ~ 250	/
4	随访信息	约定访视日期	基线访视后,研究者按照研究方案规定的时间间隔及时间窗,对受试者进行下次医学访视日期进行约定	日期	YYYY-MM-DD	/
5	随访信息	实际访视日期	受试者实际到访研究中心接受医学访视的实际时间	日期	YYYY-MM-DD	/
6	疗效评估	是否完成规定的抗结核方案治疗	受试者是否按照临床试验既定的方案完成全疗程治疗	字符	是 / 否	/
7	疗效评估	若完成规定方案治疗,治疗完成日期	受试者最后一次使用方案规定抗结核药物的时间	日期	YYYY-MM-DD	/
8	疗效评估	若完成规定方案治疗,治疗结局	完成规定方案治疗的受试者抗结核药物治疗后的转归判断为良好转归,良好转归包括两种情况,研究者根据患者实际情况并依据研究方案进行具体判定	字符	治愈 / 治疗完成	/

续表

序号	数据类别	数据元名称	数据元定义	数据类型	值域	单位
9	疗效评估	若未完成规定方案治疗,治疗结局	未完成规定方案治疗的受试者抗结核药物治疗后的转归判断为不良转归,不良转归包括四种情况,研究者根据患者实际情况并依据研究方案进行具体判定	字符	治疗失败 / 死亡 / 失访 / 无法评估	/
10	疗效评估	发生不良转归的日期	受试者出现任一不良转归的时间	日期	YYYY-MM-DD	/
11	疗效评估	治疗中止日期	受试者暂时停止临床试验治疗干预的时间	日期	YYYY-MM-DD	/
12	疗效评估	中止治疗原因	对受试者中止治疗干预原因的描述,如研究者出于受试者安全性考虑或受试者出现无法耐受的毒性反应,中止治疗干预对受试者最有利;受试者妊娠;失访;受试者撤回知情同意书;死亡;其他原因	字符	/	/
13	疗效评估	治疗终止日期	受试者永久停止临床试验治疗干预的时间	日期	YYYY-MM-DD	/
14	疗效评估	终止治疗原因	对受试者终止治疗干预原因的描述,如受试者完成规定治疗;研究者出于受试者安全性考虑或受试者出现无法耐受的毒性反应,终止治疗干预对受试者最有利;受试者妊娠;失访;受试者撤回知情同意书;死亡;其他原因	字符	/	/
15	安全性评估	是否存在不良事件	受试者在治疗的过程中是否发生不良事件	字符	是 / 否	/
16	安全性评估	不良事件名称	受试者发生不良事件的名称的完整描述	字符	/	/
17	安全性评估	不良事件开始日期	对于有临床症状的不良事件,以首次出现症状的日期作为开始日期;对于没有临床症状,但实验室检查异常且有临床意义的不良事件,以实验室检查报告的日期作为开始日期;由不良事件进展为严重不良事件者,以不良事件判断升级为严重不良事件的日期开始作为严重不良事件的发生日期	日期	YYYY-MM-DD	/

续表

序号	数据类别	数据元名称	数据元定义	数据类型	值域	单位
18	安全性评估	不良事件开始时间	不良事件的开始时间以首次出现症状的时间作为开始时间；对于没有临床症状，但实验室检查异常且有临床意义的不良事件，以实验室检查报告的时间作为开始时间；由不良事件进展为严重不良事件者，以不良事件判断升级为严重不良事件的时间开始作为严重不良事件的发生时间	时间	HH:MM:SS	/
19	安全性评估	不良事件是否持续	受试者不良事件产生的影响是否一直持续	字符	是/否	/
20	安全性评估	不良事件结束日期	受试者不良事件不再产生影响的日期	日期	YYYY-MM-DD	/
21	安全性评估	不良事件结束时间	受试者不良事件不再产生影响的具体时间	时间	HH:MM:SS	/
22	安全性评估	不良事件的转归	受试者发生不良事件的结局	字符	痊愈,无后遗症/好转/未好转/痊愈,有后遗症/死亡/不详	/
23	安全性评估	不良事件严重程度	描述不良事件的严重等级	字符	1级/2级/3级/4级/5级	/
24	安全性评估	涉及的抗结核药物	导致不良事件的具体抗结核药物名称	字符	/	/
25	安全性评估	涉及的非抗结核药物	导致不良事件的具体非抗结核药物名称	字符	/	/
26	安全性评估	与药物的相关性	不良事件的发生与所用药物因果关系的判定	字符	肯定有关/很可能有关/可能有关/可能无关/肯定无关	/
27	安全性评估	当判定为有关时，对相关药物采取的措施	针对判定与不良事件发生肯定有关、很可能有关或可能有关的药物采取的处理方式	字符	剂量不变/增加剂量/减少剂量/暂停用药/永久停药/其他	/

续表

序号	数据类别	数据元名称	数据元定义	数据类型	值域	单位
28	安全性评估	对不良事件采取的措施	记录针对不良事件对受试者采取的缓解措施	字符	未采取措施 / 合并药物治疗 / 合并非药物治疗 / 其他	/
29	安全性评估	受试者是否因此退出试验	受试者是否因不良事件退出研究	字符	是 / 否	/
30	安全性评估	是否为严重不良事件	受试者发生的不良事件是否为严重不良事件	字符	是 / 否	/
31	安全性评估	严重不良事件	受试者在临床试验过程中发生需住院治疗或延长住院时间、伤残、影响工作能力、危及生命或死亡、导致先天畸形等事件	字符	导致死亡 / 危及生命 / 需要住院或延长住院时间 / 造成永久或显著的残疾 / 造成功能障碍 / 造成先天性畸形 / 造成出生缺陷 / 其他重要医学事件	/

参考文献

1. 中华人民共和国卫生健康委员会.卫生健康信息数据元值域代码 第 3 部分：人口学及社会经济学特征：WS 364.3—2023.北京：中华人民共和国卫生健康委员会,2023：10.

2. 中华人民共和国卫生健康委员会.卫生健康信息数据元值域代码 第 4 部分：健康史：WS 364.4—2023.北京：中华人民共和国卫生健康委员会,2023：10.

3. 中华人民共和国卫生健康委员会.卫生健康信息数据元值域代码 第 5 部分：健康危险因素：WS 364.5—2023.北京：中华人民共和国卫生健康委员会,2023：10.

4. 中华人民共和国国家卫生和计划生育委员会.电子病历基本数据集 第 12 部分：入院记录：WS 445.12—2014.北京：中华人民共和国国家卫生和计划生育委员会,2014：5.

5. 万学红,卢雪峰.诊断学.8 版.北京：人民卫生出版社,2013.

6. 中华人民共和国国家卫生健康委员会办公厅.中国结核病预防控制工作技术规范(2020 版).

7. World Health Organization. Meeting report of the WHO expert consultation on the definition of extensively drug-resistant tuberculosis,27-29 October 2020. Geneva：WHO,2021.

8. World Health Organization. Meeting report of the WHO expert consultation on drug-resistant tuberculosis treatment outcome definitions. Geneva：WHO,2021.

9. World Health Organization. WHO consolidated guidelines on tuberculosis. Module 4：treatment - drug-resistant tuberculosis treatment,2022 update. Geneva：WHO,2022.

10. World Health Organization. WHO consolidated guidelines on tuberculosis：module 4：treatment：drug-susceptible tuberculosis treatment，Geneva：WHO，2022.

11. Ware JE Jr，Sherbourne CD. The MOS 36-item short-form health survey（SF-36）. I. Conceptual framework and item selection. Med Care. 1992 Jun;30（6）:473-483.

12. 郑劲平，简文华．慢性阻塞性肺疾病标准数据集．北京：人民卫生出版社，2020.